FÜR ....

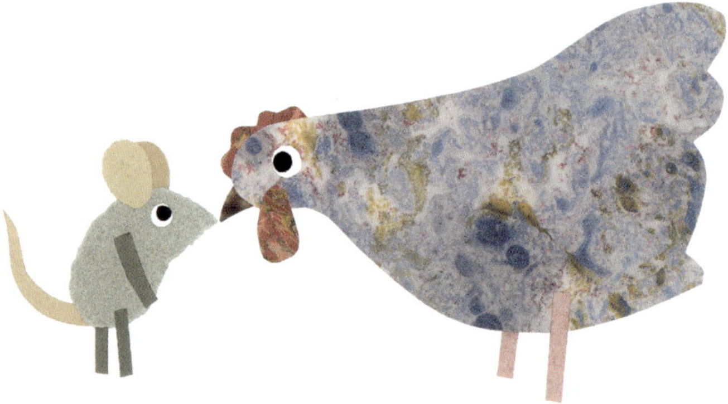

Frederick

WILLKOMMEN IM LEBEN!

Herzlichen Glückwunsch zum Baby!

LAPPAN

Mit jedem

NEUGEBORENEN

Kind geht eine kleine

SONNE auf.

IRMGARD ERATH

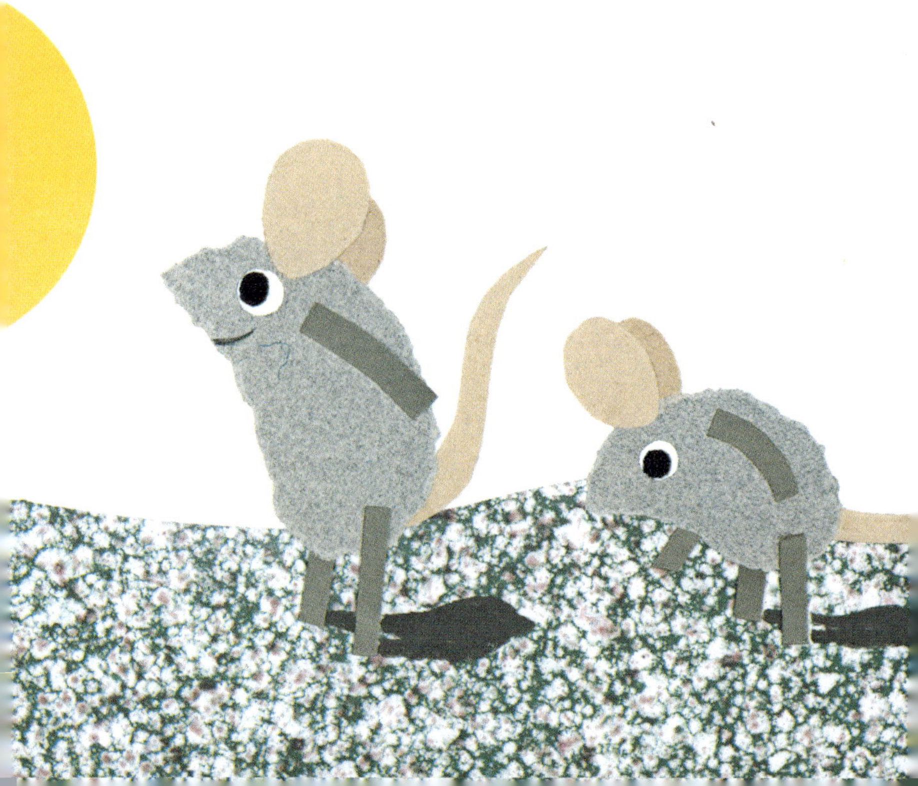

Wo man LIEBE

aussät, da wächst

FREUDE empor.

WILLIAM SHAKESPEARE

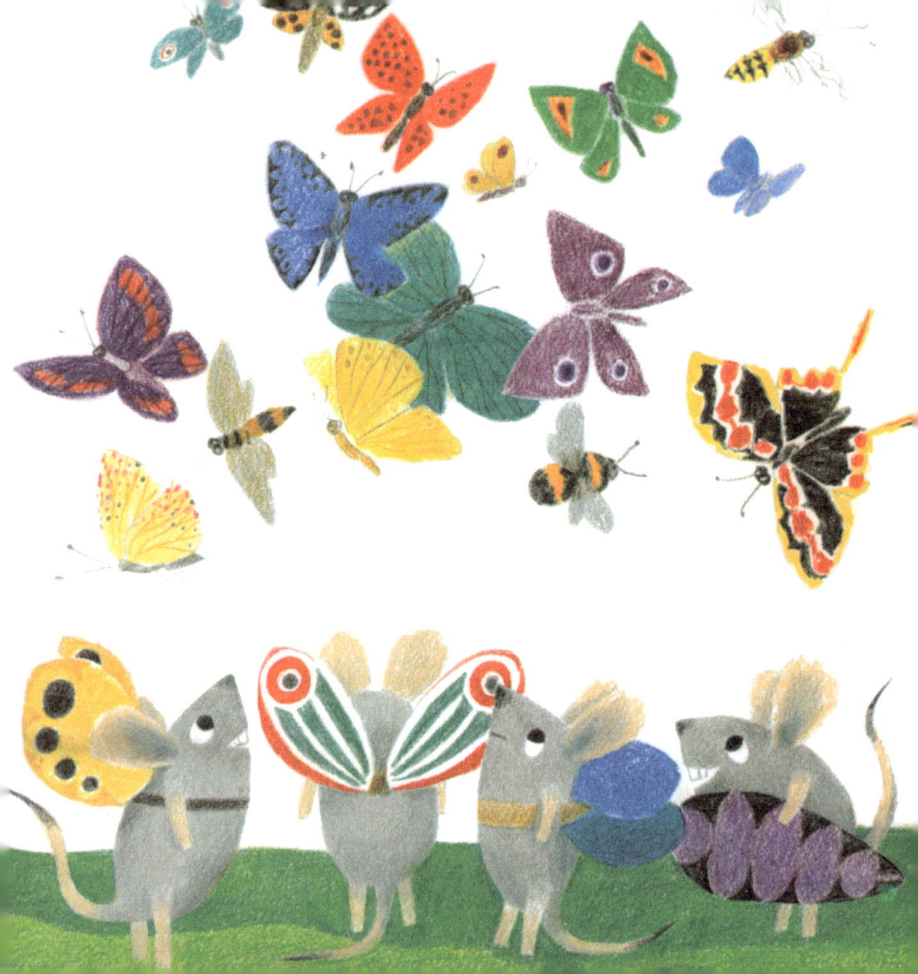

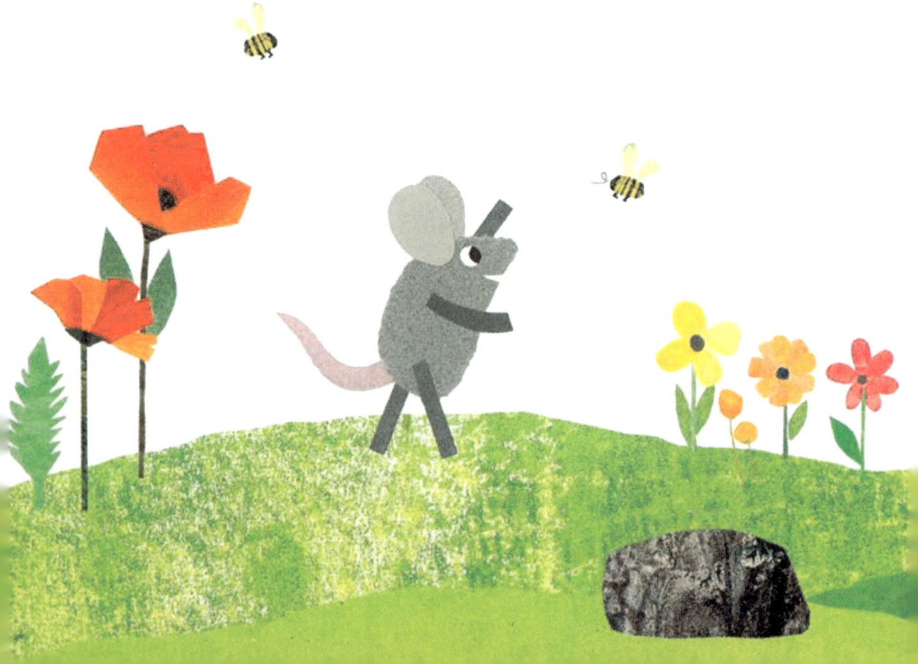

Mit einer KINDHEIT
VOLL LIEBE
kann man ein
GANZES LEBEN
lang aushalten.

JEAN PAUL

Scheue dich nicht, um

HILFE ZU BITTEN,

wo du sie brauchst und

ZU HELFEN,

wo du es kannst.

FREI NACH LEO LIONNI

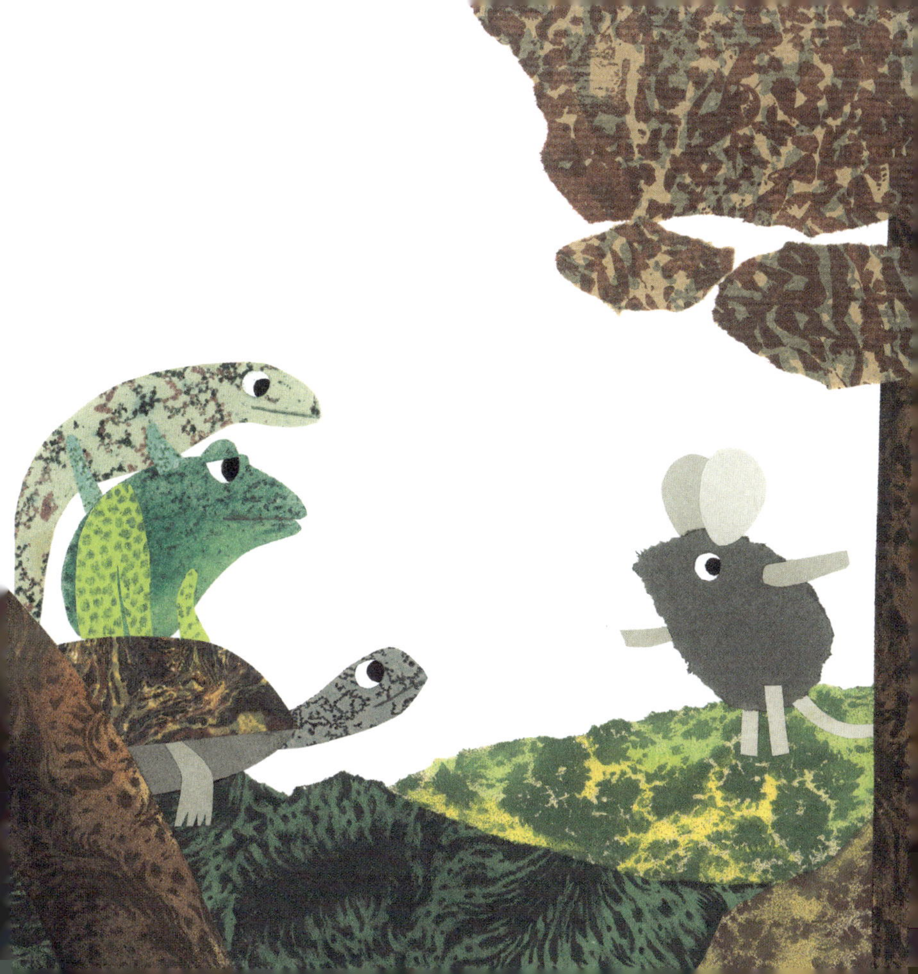

WORTE

können nicht ausdrücken

DIE FREUDE

über neues Leben.

HERMANN HESSE

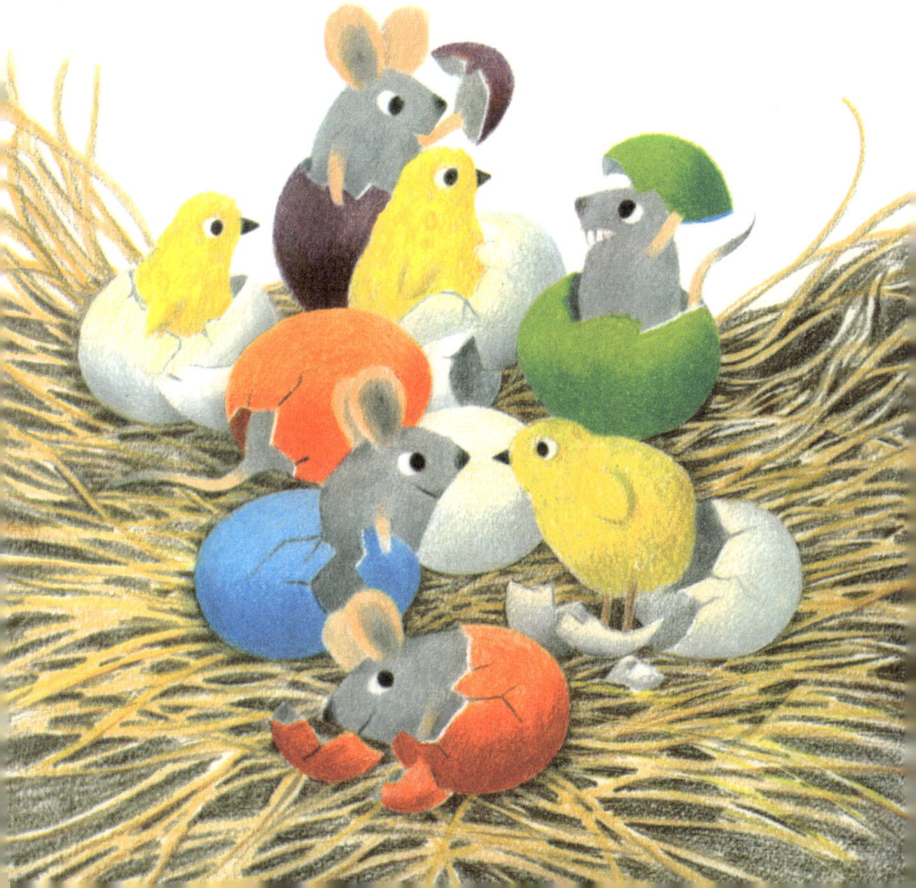

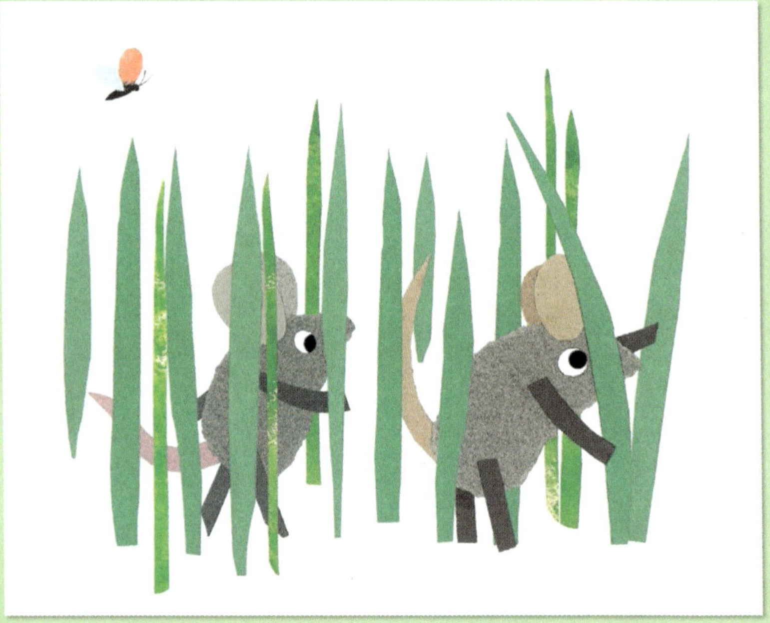

Nur wer die Welt

mit KINDERAUGEN

sieht, kann ihre Geheimnisse

ENTDECKEN.

NATASCHA KNETSCHOWSKY

GEH RAUS UND ENTDECKE NEUE WUNDERBARE WELTEN!

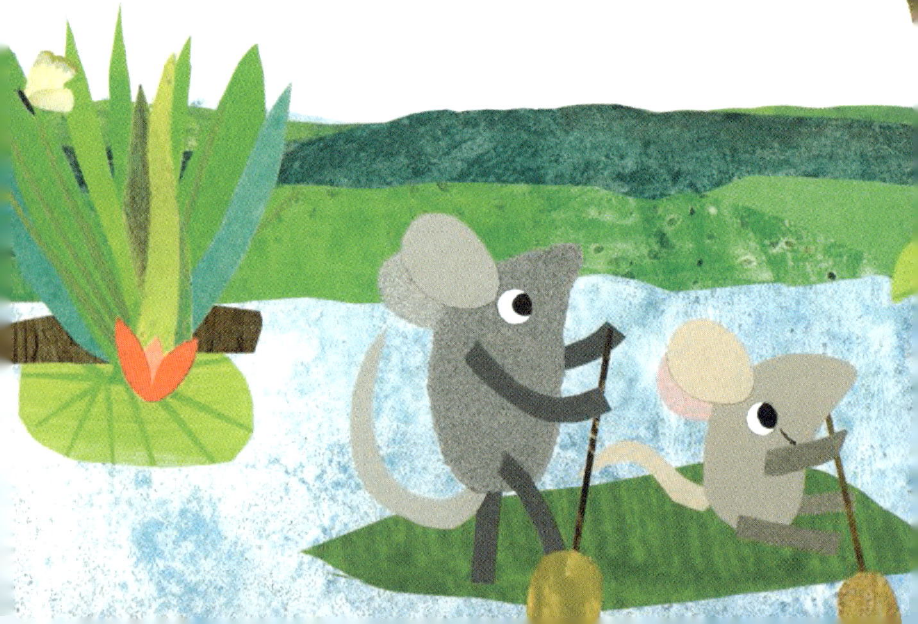

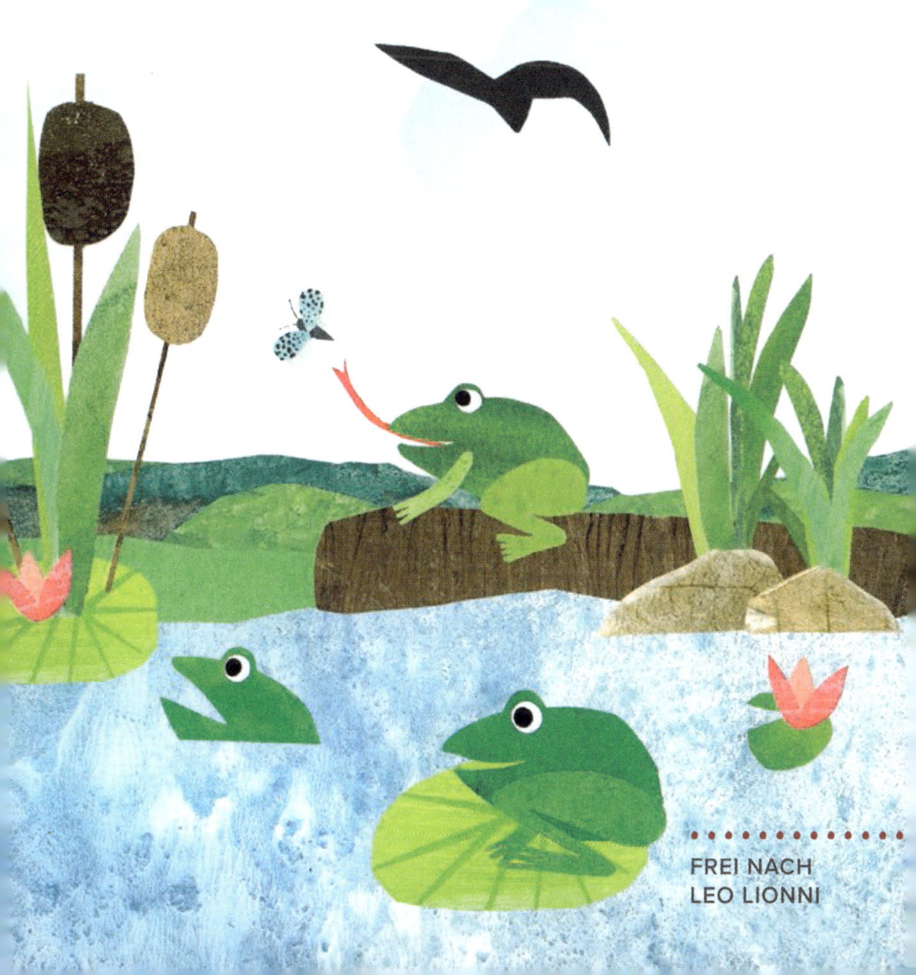
FREI NACH
LEO LIONNI

ZWEI DINGE

sollen Kinder von

ihren Eltern bekommen:

WURZELN UND FLÜGEL.

GOETHE

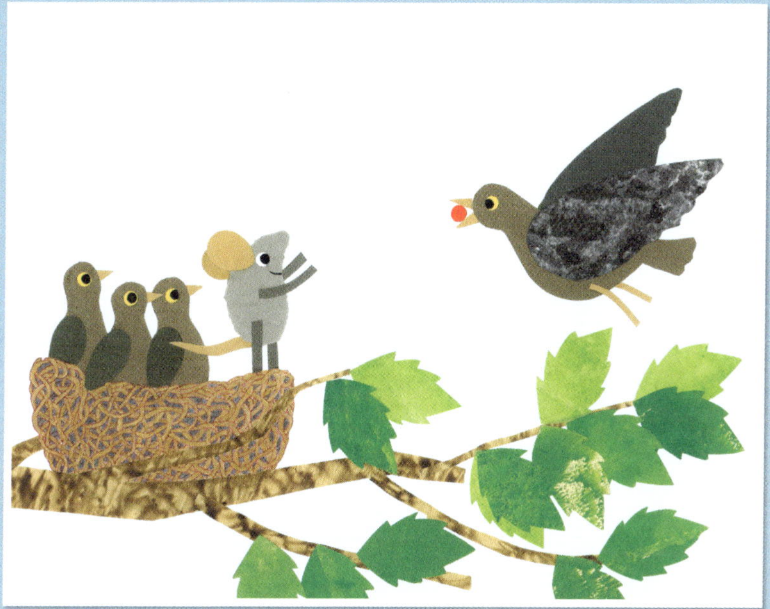

FÜR JEDES KIND

beginnt die Welt

VON NEUEM.

HENRY DAVID THOREAU

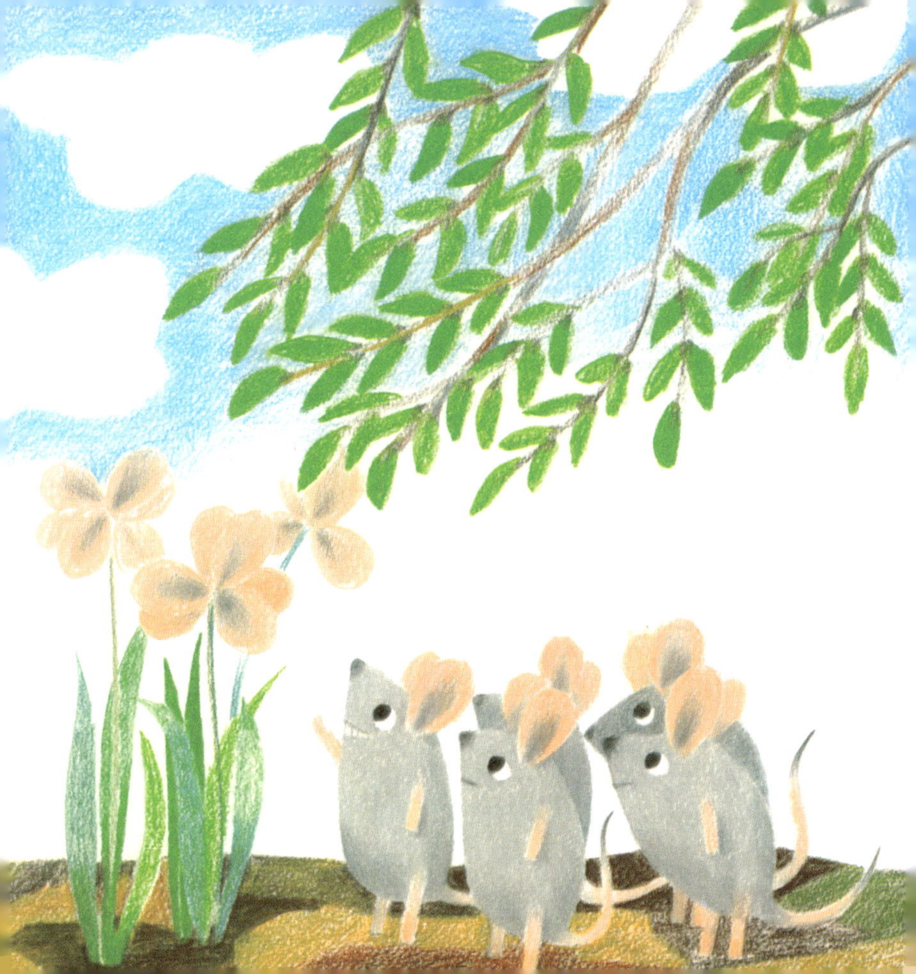

Das GRÖSSTE GLÜCK

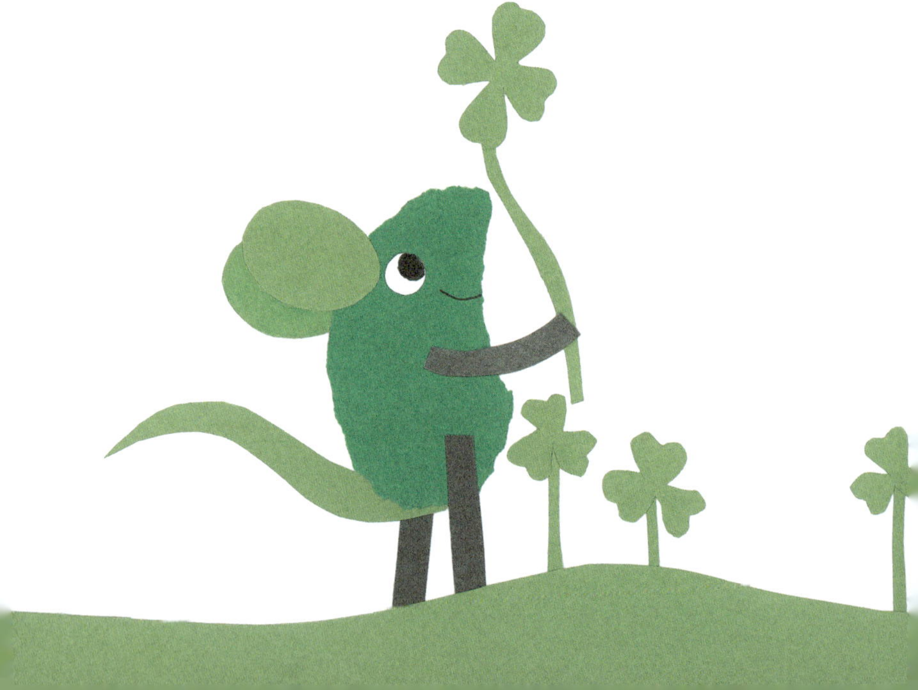

ist manchmal

GANZ KLEIN.

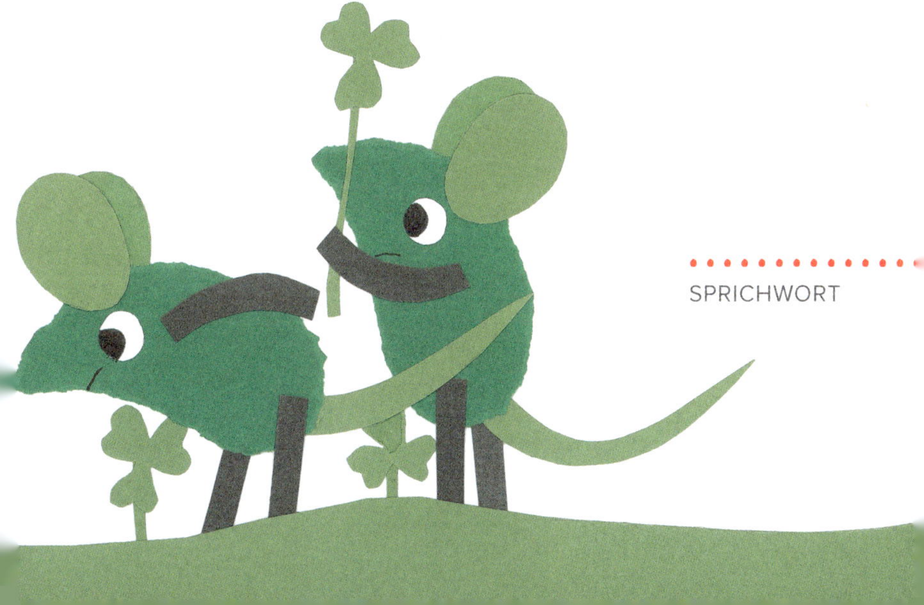

SPRICHWORT

Neue

FREUNDSCHAFTEN

bereichern das

LEBEN!

FREI NACH LEO LIONNI

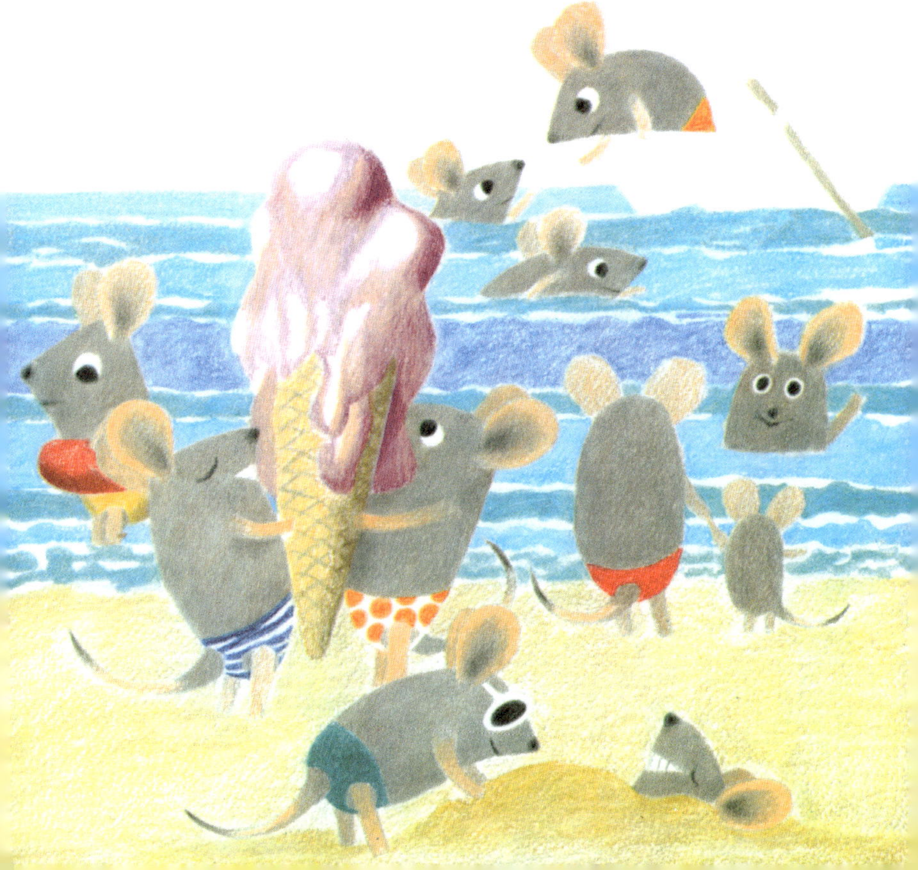

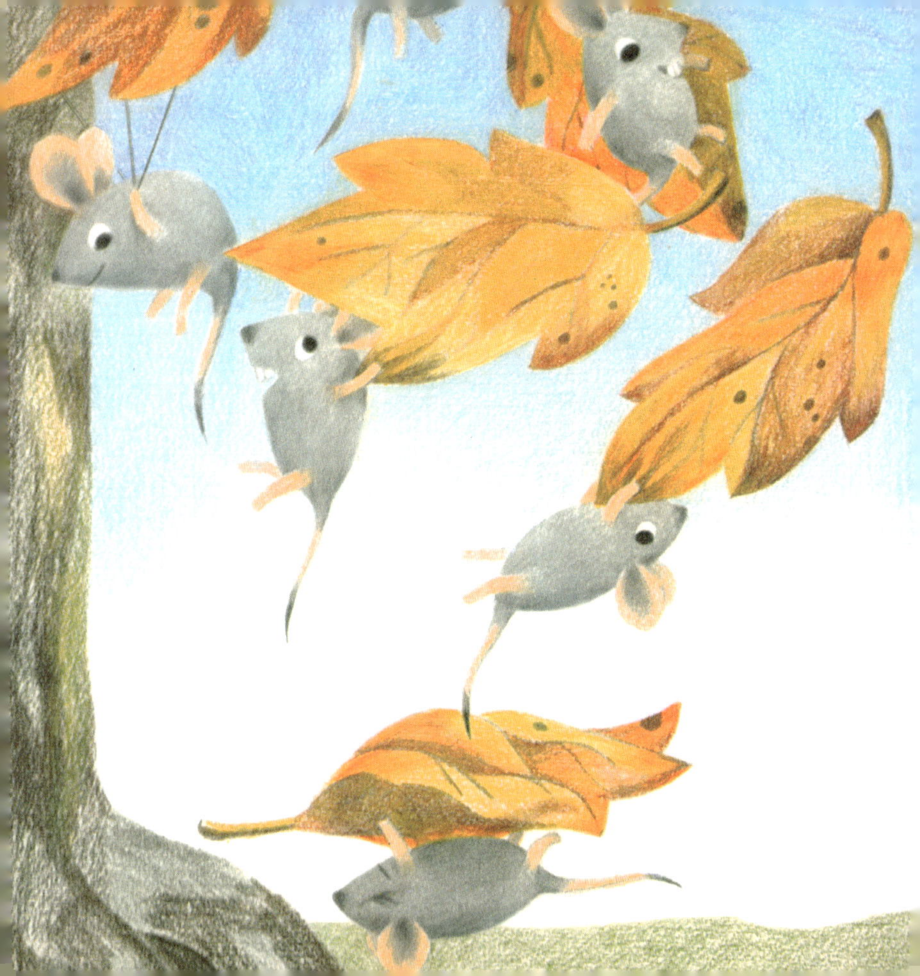

KINDER machen nicht das,
was wir SAGEN, sondern
das, was wir TUN.

JESPER JUUL

FAMILIE IST, WO LIEBE IST.

STEFAN HÖLSCHER

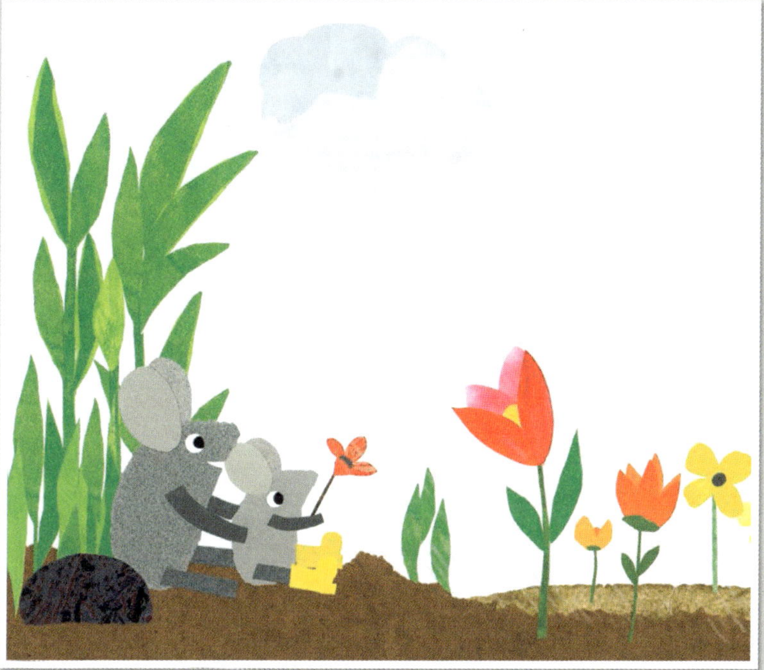

Was für ein

GLÜCK,

Teil einer

GEMEIN-
SCHAFT

zu sein!

FREI NACH LEO LIONNI

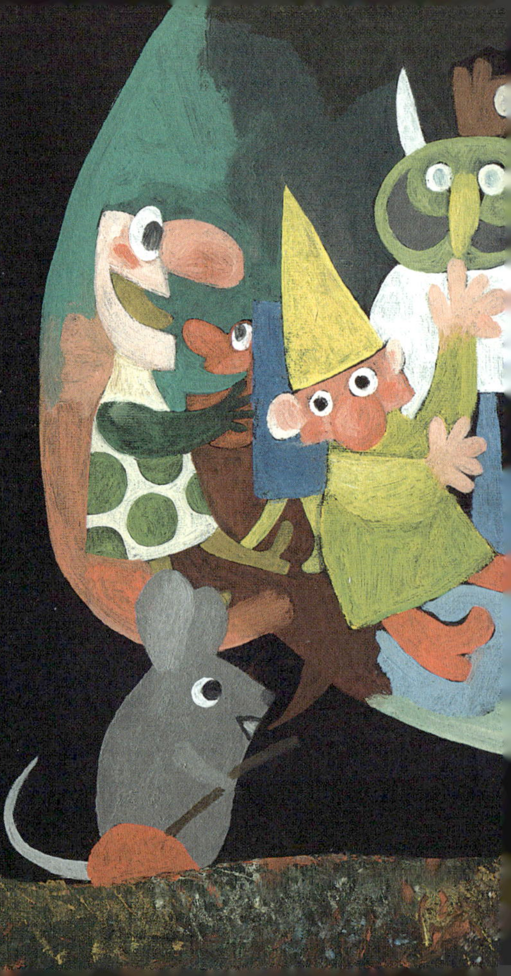

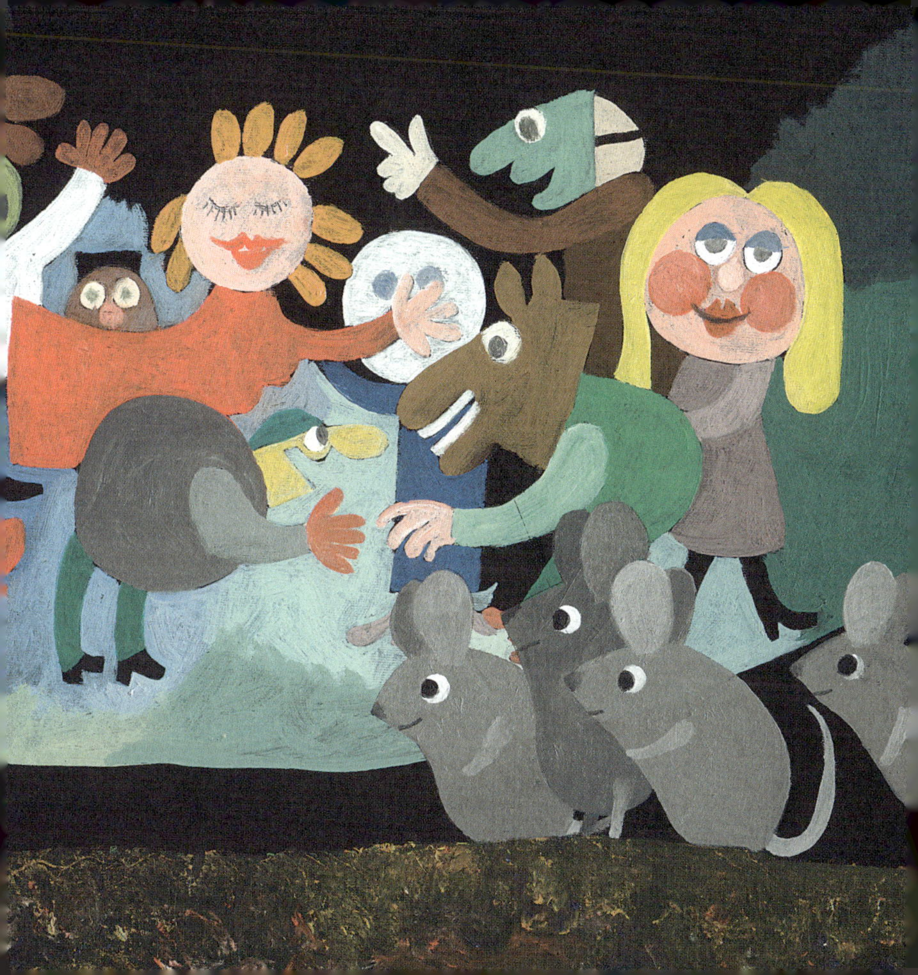

Die FREUDE ist überall.

Es gilt nur, sie zu

ENTDECKEN.

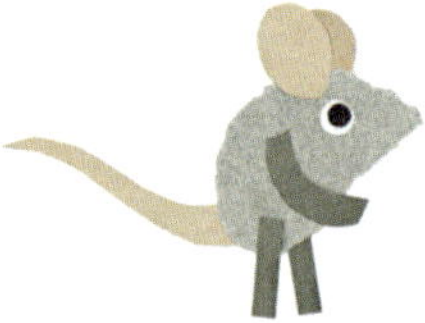

KONFUZIUS

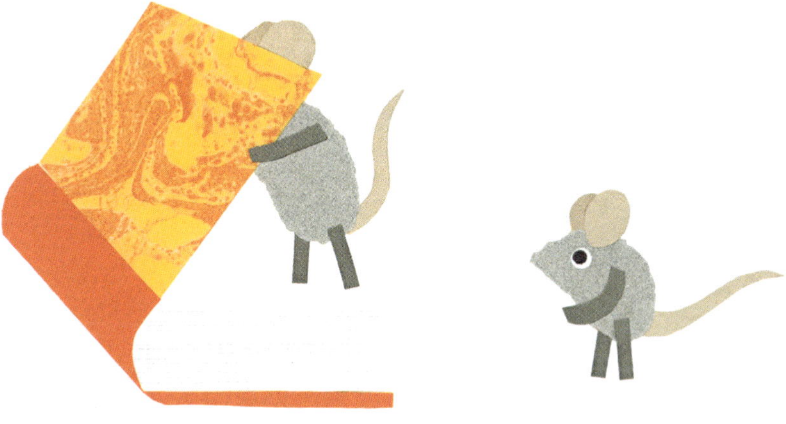

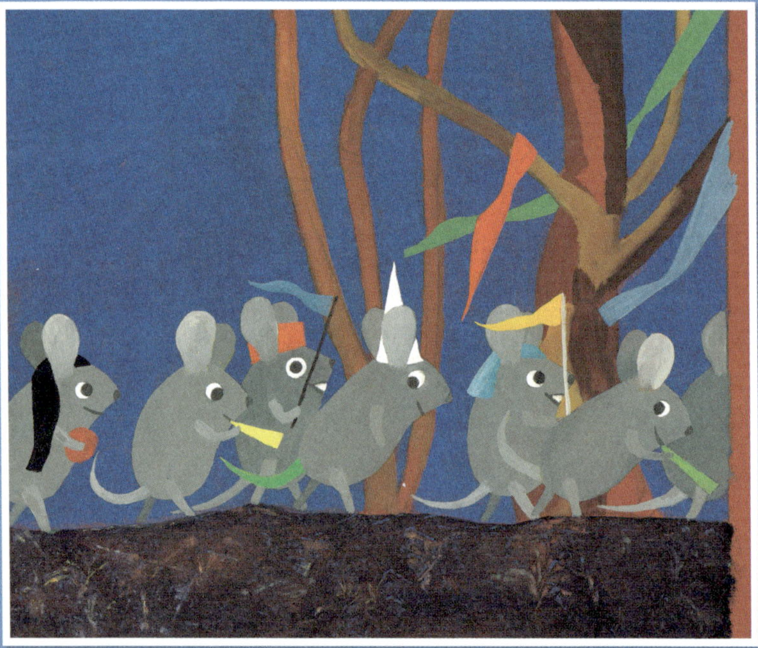

Wenn aus Liebe

Leben wird, erhält das

GLÜCK EINEN NAMEN.

UNBEKANNT

Das SCHÖNSTE

aber hier auf Erden ist

LIEBEN und GELIEBT

zu werden.

WILHELM BUSCH

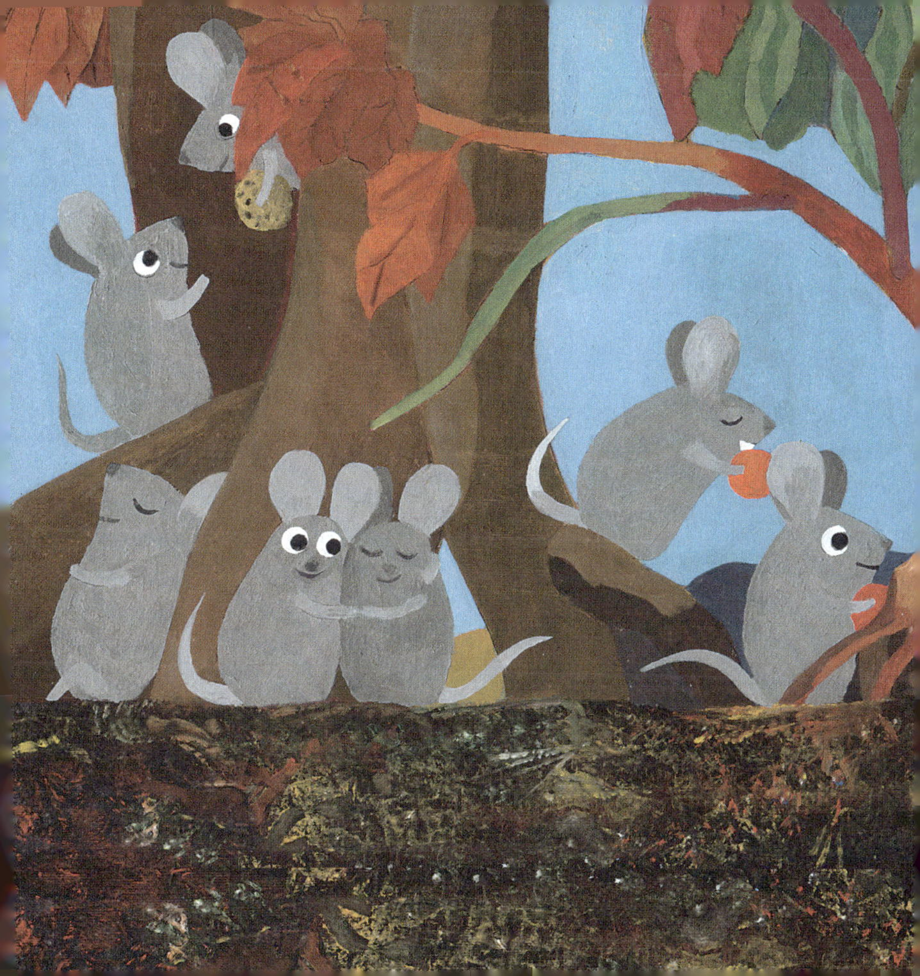

EINE WELT
OHNE KINDER

ist wie ein Himmel

ohne Sterne.

UNBEKANNT

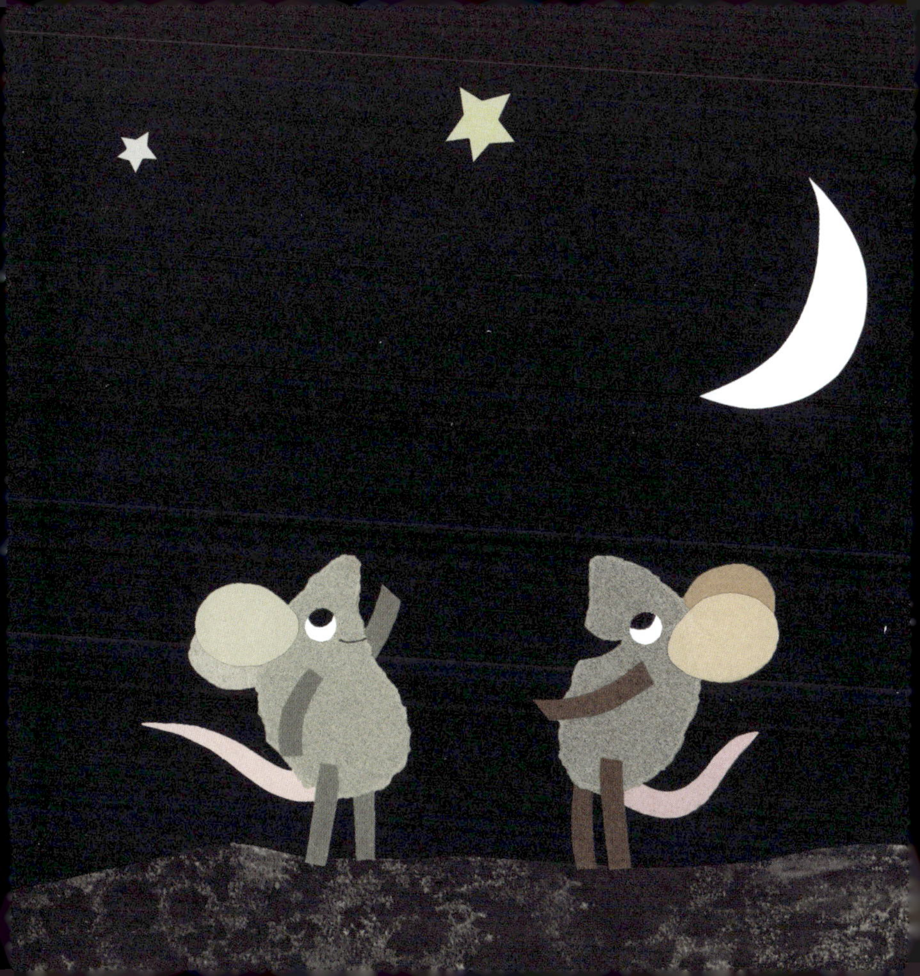

Wo es

LIEBE regnet,

wünscht sich

keiner einen

Schirm.

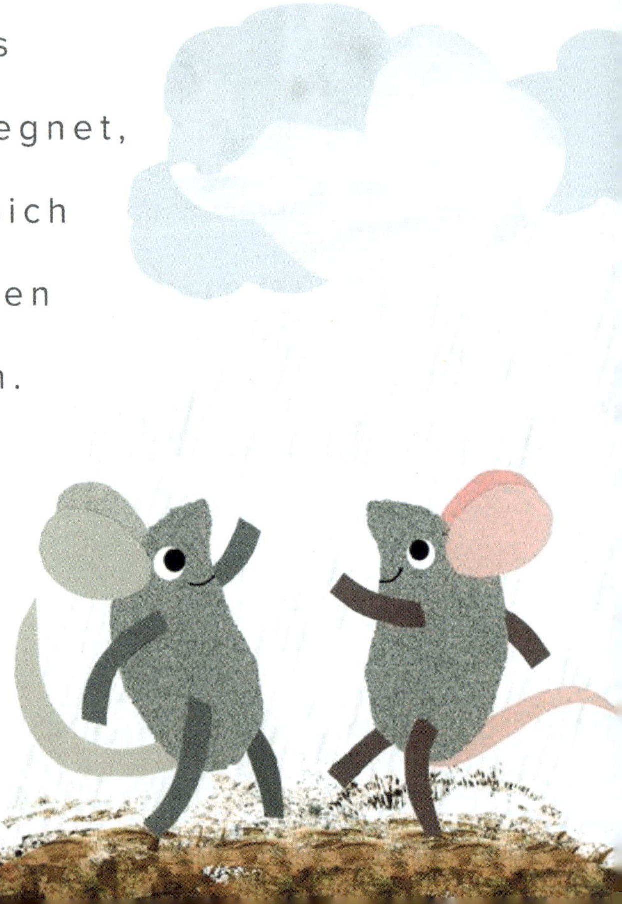

UNBEKANNT

Leo Lionni wurde 1910 in den Niederlanden geboren und wuchs in Amsterdam, Brüssel, Philadelphia, der Schweiz und Italien auf, bevor er mit seiner Familie in die USA zog. Er machte seinen Abschluss in Wirtschaft, sein Traum war es aber, Künstler zu werden.

Sein Durchbruch als Kinderbuchautor gelang mit den Geschichten um **Frederick,** eine Maus, die Wärme, Wörter und Farben sammelt, um dunkle Zeiten zu erhellen.

Lionnis Bücher sind Parabeln auf die Kreativität, Gemeinschaft, Fröhlichkeit und die Kindheit. Leo Lionni starb 1999 in Italien.

Bildnachweis:
© LEO LIONNI ® and LEO LEONNI'S FRIENDS ® Blueandyellow, LLC
S. 6/7, S. 35, S. aus „Let's Play" © 1976 – 2023 Leo Lionni
S.9, S. 15, S. 22, S.27, S. 28 aus „Mouse Days: A Book of Seasons" © 1976 – 2023 Leo Lionni
S. 40/41 aus „A Little Book about Colours"© 1976 - 2023 Leo Lionni
S. 13 aus „Theodore and The Talking Mushroom" © 1976 – 2023 Leo Lionni
S.10, S.16, S. 18/19, S. 31, S. 42 aus „A Little Book about Spring" © 1976 – 2023 Leo Lionni
S. 21 aus „Nicholas Where Have You Been" © 1976 – 2023 Leo Lionni
S. 24/25 aus „Colors" © 1976 – 2023 Leo Lionni
S. 32/33. S. 36, S. 39 aus „The Greentail Mouse" © 1976 – 2023 Leo Lionni

1. Auflage 2023

– Originalausgabe –

Völckersstraße 14 – 20, 22765 Hamburg

ISBN 978-3-8303-6415-3

Illustrationen: Leo Lionni
Redaktion: Jessica Link
Herstellung und Gestaltung:
Ulrike Boekhoff | Sarah Landwehr

Triff uns auf facebook.com/lappanverlag
und auf instagram.com/lappanverlag
www.lappan.de

FREUDE SCHENKEN mit Frederick

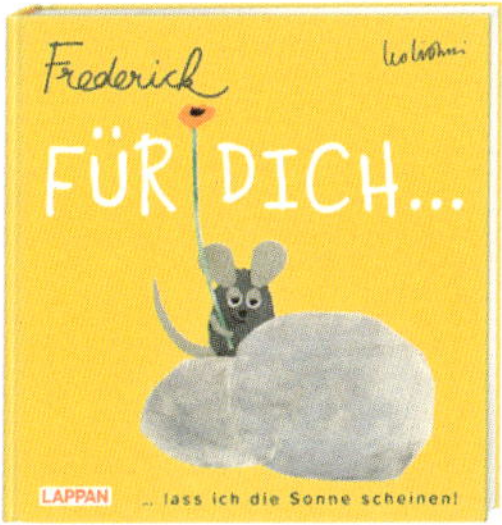

ISBN 978-3-8303-6399-6

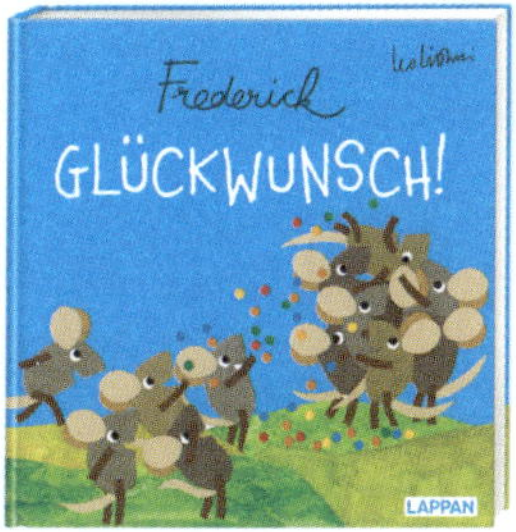

ISBN 9978-3-8303-6404-7

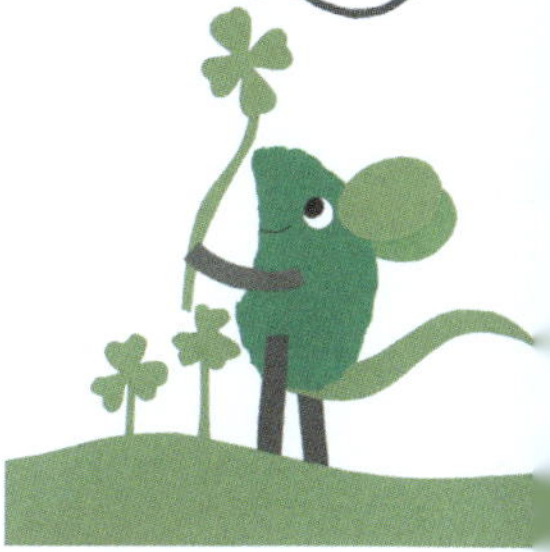

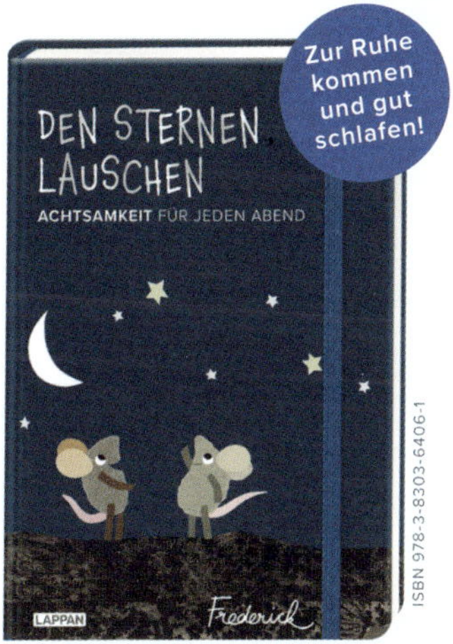

ISBN 978-3-8303-6406-1

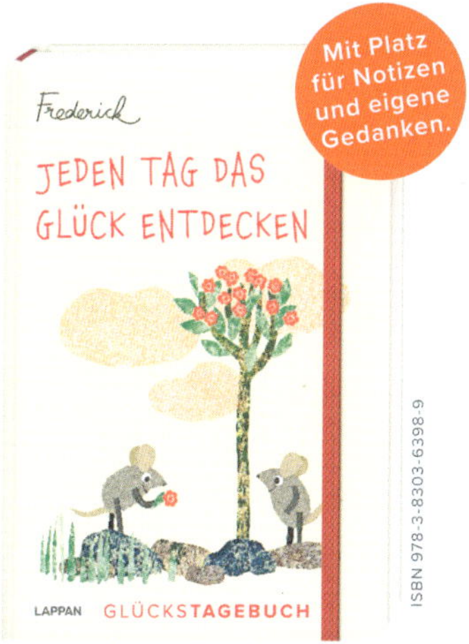

ISBN 978-3-8303-6398-9

LAPPAN **BÜCHER UND KALENDER,** die Spaß bringen!